APERÇU

TOPOGRAPHIQUE ET MÉDICAL

SUR

LES EAUX MINÉRALES

SULFUREUSES D'ENGHIEN,

Par M. F. DAMIEN,

Docteur en médecine, Médecin de l'hôpital de Montmorency.

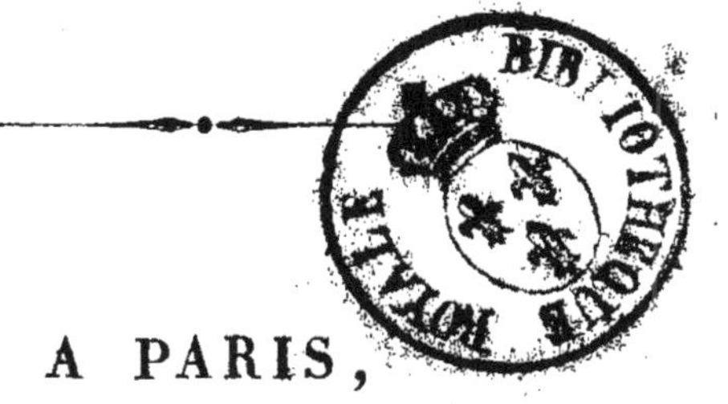

A PARIS,

Chez Béchet, libraire, place de l'école de Médecine.
Au Palais-Royal, chez Chaumerot jeune, galerie de bois.

A MONTMORENCY,

Chez l'Auteur, place du Marché, et à l'établissement des Eaux Minérales.

IMPRIMERIE DE GUIRAUDET, RUE SAINT-HONORÉ, No. 315.

1821.

A MM. LES MEMBRES

Composant la Commission des Eaux minérales, près de S. Exc. le Ministre de l'intérieur.

MESSIEURS,

C'est par vous, c'est par vos savantes recherches, que les Eaux minérales, si importantes dans le thérapeutique moderne, ont produit des effets heureux. Vous avez deviné les secrets de la nature, analysé ses substances bienfaisantes, et déterminé leur application dans les maladies qui affligent l'humanité.

Je prends, MESSIEURS, une liberté que m'inspirent les encouragemens que vous avez bien voulu me donner, en vous offrant

ce premier aperçu sur les *Eaux minérales d'Enghien*. Si le succès n'a pas toujours répondu à mes efforts, vous y ver-
rez du moins que je n'ai rien négligé pour
mériter les bontés dont vous m'avez ho-
noré.

Daignez agréer,

Messieurs,

*Le respectueux hommage de votre très-
humble et très-obéissant serviteur.*

DAMIEN.

APERÇU

TOPOGRAPHIQUE ET MÉDICAL

SUR

LES EAUX MINÉRALES

SULFUREUSES D'ENGHIEN.

PREMIÈRE PARTIE.

Histoire , Géologie , Hydrologie , Botanique , Géographie.

Il existe en France une immense quantité de sources d'eaux thermales, sulfureuses ou ferrugineuses. Quelques-unes ont obtenu une réputation méritée ; quant aux autres dont les propriétés ne seraient peut-être pas moins efficaces, leur situation, la difficulté d'en entreprendre l'exploitation, et surtout l'absence de bâtimens à la commodité des malades, les ont fait abandonner.

1

Tous ceux qui ont écrit sur ces phénomènes hydrologiques, se sont efforcés de donner aux sources de leur pays une grande antiquité d'usage. Quoiqu'une longue suite d'observations puisse en effet ajouter d'heureuses probabilités dans l'application des remèdes, une fois que les élémens thérapeutiques d'une substance sont analysés et connus, il ne reste plus qu'à en diriger l'effet sur des sujets convenables. Les sources d'eaux sulfureuses d'Enghien, sont une découverte précieuse dont on a trop long-temps négligé la salutaire application. J'ai donc pour but dans ce mémoire d'en déterminer l'importance et l'utilité en décrivant leur origine, le résultat de leur décomposition chimique, et leurs propriétés médicales. Il me semble nécessaire d'entrer avant dans quelques détails historiques et graphiques sur les lieux où coulent ces eaux précieuses.

La ville d'Enghien-Montmorency est avantageusement située à quatre lieues N. N. O. de Paris. Elle domine une vallée riche, fertile et renommée, remarquable par ses sites enchanteurs et l'air pur qu'on y respire.

Il ne faut point chercher l'étymologie de ce nom, avec l'art augural de certains historiens, qui ont donné pour des probabilités les opi-

nions plus ou moins bizarres que leur ont ins-
pirées les familles ou les lieux sur lesquels ils écri-
vaient. Il est extrêmement douteux de savoir si
Montmorency tient ce nom des seigneurs célè-
bres qui l'ont autrefois porté, ou si ces seigneurs l'ont eux-mêmes emprunté de cette ville.
Quoi qu'il en soit, de grands souvenirs environ-
nent encore ces lieux hospitaliers, marqués à
diverses époques pour le champ d'exil, de la
gloire, de la philosophie, du malheur.

La famille des barons, et plus tard des ducs
de Montmorency, est sans doute d'une antique
origine et d'une illustration non contestée. Mais,
à une époque où les sciences ont porté la lu-
mière sur toutes les parties de l'histoire, il faut
craindre de tomber dans le ridicule, en adop-
tant les aventureuses opinions des vieux chro-
niqueurs. Par exemple, le plus ancien histo-
rien de la maison de Montmorency (1) pré-
tend que le titre de premier baron chrétien
que portait le chef de cette famille, est une
preuve suffisante que son existence politique a
précédé la monarchie. Il oublie sans doute que
c'est seulement sous les Rois de la seconde race
que le nom de *baron* fut employé pour désigner

---

(1) André Duchêne.

un officier chargé de certaines fonctions sous les ordres d'un *comte* ou gouverneur de province. Qu'en second lieu, ce n'est que sous les successeurs de Hugues Capet que la noblesse et les dignités devinrent héréditaires, et qu'avant cette époque, toutes les charges de l'Etat étaient à la nomination du Roi. On ne peut donc remonter plus haut que l'établissement du gouvernement féodal et des fiefs seigneuriaux, pour fixer l'origine d'une famille. Le titre de premier baron de la chrétienté ne signifie donc que le plus puisssant peut-être, et non pas le plus ancien.

Depuis Mathieu de Montmorency, dit *Le-grand*, qui reçut l'épée de connétable, sous *Philippe-Auguste*, après la bataille de Bouvines, cette famille donna des titulaires aux premiers emplois de la monarchie. Peu de personnes ignorent la fin tragique d'Henri, second du nom, maréchal de France et duc de Montmorency. Remarquable par de grandes qualités, un courage invincible et des dehors séduisans, Henri de Montmorency prit parti pour Gaston d'Orléans dans les guerres civiles qui éclatèrent sous le règne du faible Louis XIII. Livré au parlement de Toulouse, Montmorency fut condamné à mort et exécuté dans cette ville, le 13 octobre 1639, à peine âgé de 37 ans. Vainement la France entière s'intéressa au sort de ce jeune héros; Richelieu fut inflexible, et il eut raison de croire utile à l'affermissement du pouvoir du Roi, le trépas d'un sujet rebelle.

Henri mourut sans postérité, et les biens de ses pères passèrent , par les femmes , dans la maison de Condé.

La ville de Montmorency, dont la population ne dépasse pas maintenant 1700 âmes, paraît avoir eu une étendue plus considérable que celle qu'elle occupe aujourd'hui. La colline sur laquelle elle est bâtie, est à peu près de 312 pieds au-dessus du niveau de la Seine. Comme cette ville était autrefois fortifiée, et que sa position la rendait importante, elle a eu plusieurs siéges à soutenir. On croit que *Louis-le-Gros* s'empara de son château et le rasa; mais c'est sans doute, en premier lieu, aux invasions des Normands , et, en second lieu , aux guerres *du bien public*, sous le règne de Louis XI , et de la ligue sous Henri III et Henri IV, qu'il faut attribuer sa ruine.

Il ne reste plus à Montmorency de monumens historiques ; le château moderne a été détruit , son vaste parc divisé; les tombeaux des ducs ont été enlevés pendant la révolution; tous les restes de la féodalité et du pouvoir des seigneurs de ce pays ont entièrement disparu. Elevé en duché pairie par Henri II, Roi de France, Montmorency n'a plus rien de sa splendeur politique ; mais cette petite cité a conservé toute sa célébrité, eu servant d'asile au patriarche de la philosophie moderne, en recevant les dernières pensées du bon Grétry, dont le cœur y repose encore.

Le sol sur lequel est bâtie la ville se compose d'un sable jaune et épais, mêlé dans le bas à de la glaise et à du plâtre : la terre végétale n'a guère plus d'un pied six pouces d'épaisseur.

Le savant et vénérable P. Cotte, qui a publié un mémoire sur la topographie médicale de Montmorency, dont il était pasteur, pense que la vallée a servi autrefois de lit à la mer ; et il trouve partout les preuves des grandes révolutions géologiques, auxquelles a été soumise la partie du globe que nous habitons. Quelque intéressante que soit la discussion de cette opinion pour l'histoire naturelle, nous ne pensons pas devoir la contredire ou l'approuver, et nous nous bornerons à donner ici un résultat des observations que le vénérable savant, dont nous venons de parler, a faites dans des excavations sur divers points de la commune et des environs de Montmorency.

Sur 83 pieds de profoudeur on a trouvé quinze couches , dans l'ordre et les proportions qui suivent :

La première : terre végétale, vitrifiable, de 1 pied 6 pouces d'épaisseur sur une profondeur égale, n'est, au résumé, que du sable , comme nous l'avons dit plus haut, que la corruption des végétaux et le mélange réitéré de l'engrais ont rendu d'une couleur noirâtre.

La seconde : sable jaune, diversement nuancé, vitrifiable, emporte 52 pieds d'épaisseur sur 53 pieds 6 pouces de profondeur.

La troisième : sable glaiseux, rempli de coquillages, d'une qualité calcaire, a 6 pouces d'épaisseur sur 55 pieds de profondeur.

La quatrième : glaise bleue, très-dure, et remplie de coquillages. Cette couche , qui est aussi d'une nature calcaire, se trouve mêlée à quelques autres petites couches parasites de glaise plus molle et blanchâtre, d'où s'échappent quelques pleurs d'eau; 3 pieds d'épaisseur sur 58 pieds de profondeur.

La cinquième : roche blanche, pleine de coquilles , couche d'une qualité calcaire ; 7 pouces d'épaisseur sur 58 pieds de profondeur.

La sixième : glaise noire, feuilletée et semblable au schiste calcaire, 6 pouces d'épaisseur sur 59 pieds 1 pouce de profondeur.

La septième : roche grisâtre, pleine de coquilles, calcaire, 10 pouces d'épaisseur sur 59 pieds 11 pouces de profondeur.

La huitième : roche dure, grisâtre, semblable à du grès, et qui ne fait pas feu, calcaire, 3 pouces d'épaisseur sur 60 pieds 2 pouces de profondeur.

La neuvième : glaise noire semblable à celle de la sixième couche, calcaire, 4 pieds 6 pouces d'épaisseur sur 64 pieds 8 pouces de profondeur.

La dixième : roche calcaire, 1 pied 6 pouces d'épaisseur sur 66 pieds de profondeur.

La onzième : glaise blanchâtre, calcaire, 10 pouces d'épaisseur sur 67 pieds de profondeur.

La douzième : roche, calcaire, 1 pied 10 pouces d'épaisseur sur 68 pieds 10 pouces de profondeur.

La treizième : glaise parsemée de petits points jaunes brillans, 3 pieds d'épaisseur sur 71 pieds 10 pouces de profondeur.

La quatorzième : pierre à plâtre, 9 pieds d'épaisseur sur 80 pieds 10 pouces de profondeur.

Enfin, la quinzième : glaise vitrifiable, 2 pieds

2 pouces d'épaisseur sur la profondeur précitée de 82 pieds.

J'ai été à même de vérifier ces observations dans une excavation toute nouvelle, et j'ai pu reconnaître l'exactitude et l'ordre des couches, jusqu'à une profondeur égale, où l'on trouve l'eau abondamment sur un lit de roche. Cette eau, comme toutes les eaux de puits, est dure et d'un goût un peu saumâtre; les légumes n'y cuisent pas, mais on en boit sans qu'il en résulte d'inconvénient.

Le territoire de Montmorency est fertile et bien cultivé; on y récolte du vin d'une médiocre qualité, surtout dans les années où la température est froide. Les cerises de la vallée ont une grande réputation; et, sous le rapport des plaisirs, comme sous le rapport sanitaire, ce lieu, pendant la belle saison, est fréquenté par une société nombreuse des personnes les plus riches de la capitale.

La température est généralement modérée; les collines élevées qui bordent le nord de la vallée, mettent Enghien à l'abri du froid qu'on devrait y éprouver d'après sa situation. Cependant il y règne un air vif et apéritif qui, le soir surtout, devient plus aigu. La végétation est pour cela moins active sur la hauteur, quoique dans l'été les chaleurs y soient très-fortes.

Les bois qui environneut Montmorency et les bords de l'étang, dont nous parlerons bientôt, sont peuplés de plantes dont l'herborisation est fort intéressante. On y trouve fréquemment le *lycoperdon* d'une très-grosse espèce, l'*ulex Europea*, le *thesium*, le *carduus acaulos*, l'*herba Paris*, le *lichenrangiferinus*, l'*orphys estivalis*, le *plantago monaustros*, etc., etc. Je ne puis, dans l'objet que je me suis proposé, donner de plus grands détails sur cette matière.

En sortant de Saint-Denis et en suivant la route de Paris à Pontoise, on aperçoit au loin Montmorency, flanqué sur une colline, dont l'aspect annonce déjà la richesse et l'abondance. Ce magnifique amphithéâtre, d'où l'on peut voir toute la vallée, et qui permet de découvrir les édifices de la capitale, dont le faîte perce les brouillards qui remplissent son atmosphère, est entouré de forêts d'essence de châtaigniers. Cette vue est ravissante, et l'émotion qu'on éprouve s'accroît en arrivant au pied de la colline. A droite est l'étang auquel on a donné le nom d'étang de *Saint-Gratien*, sans doute parce que ses propriétaires ont leur habitation dans ce village. J'en ferai une description plus précise, en décrivant la situation de la source d'eau sulfureuse, qui est à sa décharge entre les hameaux d'Ormesson et de la Barre. Cet étang est d'un effet magique dans l'horizon. Il est entouré d'arbres majestueux qui se réfléchissent dans ses eaux aux derniers rayons du soleil; ces accidens d'optique sont ravissans. Plus loin, en promenant sa vue vers le nord-ouest et l'ouest, on découvre des villages charmans qui peuplent le côteau et qui semblent suspendus sur les bois dont l'aspect est plus sérieux. A droite, un peu plus au nord, des sites non moins agréables excitent l'admiration. Au delà des jolis villages de Deuil et de Groslay, s'élèvent les châtaigniers qui dérobent l'ermitage célèbre où Rousseau médita ses écrits sublimes, où Grétry vint achever sa glorieuse vieillesse.

Il est impossible de parler de Montmorency et d'écrire sur ce pays, sans qu'un peu d'enthousiasme ne se mêle au langage sévère de l'art médical. Cependant il était nécessaire de faire connaître tous les avantages du sol et de la température, pour donner, s'il se peut, à ses eaux minérales, la place importante qu'elles doivent occuper dans le traitement des maladies auxquelles on les applique depuis long-temps. Il est avantageux à l'établissement de leur exploitation, que les malades de la France et principalement de Paris, sachent qu'à côté des chances probables de guérison, se trouvent des

plaisirs doux et paisibles, d'heureux délasse-
mens. Montmorency, déjà fameux par les hauts
faits de ses anciens maîtres, par des souvenirs
pleins de charmes, n'acquerra sans doute pas
moins de réputation par ses eaux sulfureuses,
dont je vais maintenant m'occuper exclusive-
ment. Je crois utile de rappeler ici par quelles raisons le nom d'Enghien a été substitué à l'ancien
nom de cette ville. On a vu que, par la mort tragique de Henri II de Montmorency, son illustre
famille demeura sans rejetons mâles; la maison
de Condé, à qui elle était alliée par les femmes,
donna à cette ville le nom d'Enghien, qu'elle
avait perdu pendant la révolution et qu'elle a
recouvré à la restauration. Cependant une habitude populaire domine encore, et l'on se ser-
vira long-temps sans doute du nom historique
de Montmorency.

DEUXIÈME PARTIE.

*Situation de la source minérale et propriétés
physiques de ses eaux. Description de l'établissement thermal.*

C'EST au pied opposé de la chaussée qui maintient ce vaste amas d'eau auquel on a donné le nom d'étang de *Saint-Gratien*, qu'une odeur assez forte de soufre et d'œufs couvis annonce l'existence de la fontaine minérale. L'étang occupe environ trois cent quarante arpens ; le poisson abondant qu'il nourrit est d'une bonne qualité.

Le P. Cotte fit connaître en 1766 la découverte qu'il avait précédemment faite des eaux sulfureuses dont nous nous occupons. Il paraît que, dès 1771, M. Le Vieillard les avait déjà analysées : ses observations sont consignées dans le *Recueil des Savans étrangers*. Comme le terrain sur lequel se trouve la source faisait alors partie des domaines de monseigneur le prince de Condé, M. Le Vieillard en obtint la permission de clore la fontaine. Madame Gauthier, propriétaire actuelle, a succédé à M. Le Vieillard, dont la veuve lui céda ses droits.

La source est environ à un quart de lieue de la commune d'Enghien-Montmorency. Sa situation, un peu au-dessus du lit de l'étang et sur un terrain bien plus bas, indique suffisamment que son cours est entièrement étranger et indépendant de cet amas d'eau. La source est à une distance égale de Deuil, d'Epinay, de Soisy et de Saint-Gratien ; les hameaux de la

Barre et d'Ormesson , qui dépendent de Deuil, en sont encore plus rapprochés.

Deux routes fort bien entretenues et pavées conduisent de Saint-Denis à la source : l'une est la grande route de Paris à Rouen par Pontoise ; l'autre est la route départementale, dite de la Vallée , qui se sépare de la première et forme un embranchement au Vert-Galant, lieu peu éloigné de Saint-Denis ; elle passe ensuite à la Barre et conduit à Saint-Leu, Taverny, etc.

Ces deux routes sont traversées par le chemin de Montmorency à Argenteuil, qui passe sur la chaussée même de l'étang, et conduit ainsi directement à la source qui est à l'extrémité du territoire de Deuil et du département de Seine-et-Oise , au point où il touche la commune d'Epinay et le département de la Seine , vers le sud-ouest.

Le chemin communal qui conduit d'Enghien , en traversant la route de Pontoise, au chemin d'Argenteuil , et, par conséquent, à la source, est dans l'état le plus pitoyable. Cette circonstance, si elle ne cessait bientôt, et avant que le bâtiment thermal soit entièrement achevé , gênerait considérablement les malades , et deviendrait peut-être nuisible à la prospérité de cet utile établissement. Heureusement M. le préfet du département de Seine-et-Oise a entendu les vœux de la raison et de l'humanité; ce magistrat, philantrope et éclairé, n'abandonnera pas cette occasion d'ajouter des bienfaits à ceux dont ne saurait trop le récompenser la vive reconnaissance de ses administrés. M. le sous-préfet de Pontoise, dont la sagesse et les lumières sont inappréciables, a déjà connaissance de cet accident qui exige un remède prompt, dans l'intérêt particulier de la commune, comme dans l'intérêt général, attendu surtout que la plus grande partie des malades occuperont toujours Enghien, tant à cause de ses ressources pour le logement et la nourriture, que de sa situation enchanteresse, de ses promenades et des avantages de sa température. Comme je ne pourrais que faiblement exprimer ma gratitude envers M. le sous-préfet, je ne crois pas pouvoir mieux remplir ce besoin de mon cœur, qu'en rapportant ici la lettre que dans sa sollicitude administrative ce magistrat m'a adressée :

« A Monsieur DAMIEN, *Docteur en médecine,*
« *à Enghien.*

Monsieur,

« Vous êtes venu, il y a quelques jours,
« m'entretenir des vues que l'on aurait de régu-
« lariser et de donner à l'usage des eaux miné-

« rales d'Enghien tout le développement dont
« semblent les rendre susceptibles les propriétés
« médicinales, déjà suffisamment constatées par
« les expériences et les analyses de plusieurs
« savans distingués, de divers commissaires de
« la faculté de médecine de Paris, et les obser-
« vations pratiques d'hommes fort habiles dans
« l'art de guérir, depuis notamment 1766 jus-
« qu'à nos jours, c'est-à-dire plus d'un demi
« siècle.

« La situation de ces sources, dans une con-
« trée si propre par les salutaires effets sur le
« moral même des malades, de la pureté de l'air
« qu'on y respire, de la beauté de ses sites, et
« de la riche et brillante variété de sa culture, à
« seconder puissamment les efforts de la science
« médicale et le succès de ses moyens, leur ex-
« trème proximité de la capitale en rendrait
« l'accès aussi facile que commode à toutes les
« classes de l'immense population de Paris, pro-
« mettent de grands avantages pour le soulage-
« ment des nombreuses infirmités auxquelles
« l'emploi de ces eaux paraît pouvoir être effi-
« cacement appliqué, que je crois du devoir de
« l'administration d'user de toute son influence,
« pour qu'il soit élevé dans notre vallée de
« Tempé, pour l'intérêt de sa prospérité et celui
« surtout de l'humanité souffrante, un établis-

« sement thermal proportionné à l'abondance
« et à la vertu de vos eaux sulfureuses.

« Vous devez, monsieur, être parfaitement
« instruit de tout ce qui a rapport à des sources
« qui peuvent devenir si précieuses. J'ai l'hon-
« neur de vous prier, en conséquence, de me
« donner des détails relatifs, 1º. à leur position
« vraie à l'égard des communes qui les entou-
« rent et des grandes routes qui peuvent y con-
« duire; 2º. de la propriété des fontaines; est-
« elle publique, communale ou particulière ?
« Dans ce dernier cas, les propriétaires auraient-
« ils l'intention et les facultés nécessaires pour
« l'exécution d'un projet assorti à leur mérite
« médicinal et à leur fécondité ?

« J'ai l'honneur, etc.

« Ant. MARTIN.

« Pontoise, le 28 février 1821. »

Sur la demande qu'on vient de lire, j'adressai
à M. le sous-préfet tous les renseignemens que
j'avais acquis jusqu'alors, et j'appuyai, comme
aujourd'hui, sur la réparation instantanée du
chemin communal qui conduit de Montmorency
à la source minérale. Aux approches de l'hiver
et à la moindre chute de pluie, ce chemin est
impraticable à pied, et il est même dangereux
de le suivre en voiture.

2

Ce chemin, qui traverse la chaussée, et qui conduit à Argenteuil, a surtout besoin de réparations ; comme il est le plus fréquenté, il est aussi celui qui réclame davantage la prompte intervention de l'autorité administrative.

L'établissement thermal est situé de manière à être à l'abri des vents du nord ; ses deux façades principales sont sur une longueur parallèle à l'étang, à l'est et à l'ouest. On descend à la source par un petit sentier d'une pente insensible. La clôture est de forme ronde : dix marches conduisent aux bassins qui ont été creusés pour recevoir les eaux et en empêcher un trop prompt écoulement. L'entrée du caveau est fermée par deux portes; celle de droite, la plus proche du ruisseau qui reçoit le trop plein de l'étang, s'ouvre sur la source la plus anciennement connue et la première qui ait été découverte.

Il serait difficile de déterminer, même par des probabilités, l'origine de ces eaux sulfureuses ; de leur analyse chimique, et de leur inspection physique, on tire seulement la conséquence qu'elles traversent des mines de charbon de terre et de soufre ; mais on ne peut savoir à quelle hauteur et à quel éloignement.

L'eau qui, comme je l'ai déjà dit, répand une odeur très-forte d'œufs couvis, est d'une limpidité égale à celle de l'eau de roche. On remarque à sa surface des dépôts considérables d'une pellicule terne jaunâtre, qui m'a parue formée de carbonate de chaux et de soufre. J'ai pu recueillir dans un vase jusqu'à une demi-livre de ces cristallisations, qui paraissent en plus grande quantité et d'un plus gros volume au fond du bassin. Les murs de clôture sont empreints de cette matière, qui, dans les endroits les plus bas, c'est-à-dire les plus près de la source, prend une couleur grisâtre et ferrugineuse. J'ai aussi remarqué que, quel que fût l'état de l'atmosphère, le thermomètre de Réaumur indique constamment à la source une température de 12°; la pesanteur spécifique de l'eau est à celle de l'eau distillée comme 10006,8 est à 10000.

En comparant l'eau minérale sulfureuse à l'eau de l'étang, on reconnaît facilement qu'il n'existe entre elles aucune analogie. La dernière a beaucoup moins de limpidité; le mélange de ces eaux forme un liquide blanc, et ce phénomène est surtout digne de remarque à l'endroit où l'eau de la source se perd dans le ruisseau formé du trop plein de l'étang. Elle prend alors une couleur laiteuse, qu'elle conserve long-temps dans le cours même du ruisseau. Cet accident ne peut être attribué qu'à la grande quantité de carbonate de chaux et de soufre que contient la source, et dont la décomposition occasione sans doute ce changement physique de l'eau qui en provient.

L'eau a une saveur fade douceâtre qui devient amère et astringente. Elle est d'abord désagréable au goût à cause de l'odeur qu'elle exhale; mais on s'y habitue bientôt, et d'ailleurs cette répugnance est excitée par toutes les espèces d'eaux minérales.

L'établissement thermal qui fait maintenant le service régulier des eaux sulfureuses, est construit avec élégance et distribué d'une manière avantageuse. Le bâtiment a cent vingt pieds de longueur sur trente-six de largeur; vingt-deux baignoires sont disposées dans autant de cabinets.

Un immense réservoir alimente deux grandes chaudières ainsi que les conduits pour l'eau froide qui sert à tempérer la chaleur du bain et à lui donner ainsi le degré jugé nécessaire au malade. On a établi un appareil pour les douches ascendantes et descendantes, qu'on peut diriger dans toutes les parties du corps et dans la quantité ordonnée. Tout cela est dans l'état le plus prospère et la disposition la plus commode et la moins compliquée.

Madame Gauthier, propriétaire des sources et de l'établissement, n'a pas voulu que les pauvres fussent seuls privés des bienfaits d'une découverte si utile à l'humanité. Les habitans indigens da la commune d'Enghien ont une salle de bains privilégiée, et ceux qui ne doivent prendre les eaux qu'intérieurement les reçoivent aussi *gratis*.

Des appartemens ont été distribués à l'étage supérieur, de façon que les malades à qui un long usage des bains est jugé nécessaire, ceux dont le domicile est trop éloigné, ou à qui le déplacement serait dangereux, trouveront dans l'établissement même tous les soins médicaux à côté de la vie domestique. Il règne autour du bâtiment une galerie saillante à l'extérieur, d'où l'on découvre une vue charmante, et qui peut encore être utile aux personnes plus incommodées et qu'un long exercice fatiguerait trop.

Enfin, pour embellir davantage un lieu choisi pour guérir des maladies dont les symptômes les plus apparens et les plus communs sont la mélancolie, l'hypocondrie, le spleen et les affections nerveuses, on a encore ajouté aux promenades qui avoisinent l'établissement. Une butte d'où l'on découvre toute la vallée, a été élevée à quelques pas : la vue plonge sur l'étang et les campagnes environnantes.

Un hameau a paru comme par enchantement dans les environs de la source, de façon que les personnes qui viendront en faire usage trouveront l'avantage précieux d'habiter dans leur voisinage. Sur le terrain dépendant de l'établissement même, on a élevé un bâtiment sur une ligne parallèle et qui l'égale en longueur. Il est destiné à un restaurant et à des logémens, en sorte qu'un très-grand nombre de malades pourront, au printemps, y demeurer et recevoir tous les soins qu'exigera leur situation.

Vis-à-vis est un immense corps de logis qui contient trente chambres de maîtres. L'opinion générale que les eaux d'Enghien devaient acquérir une grande réputation a déterminé les propriétaires voisins à des dépenses considérables. Depuis long-temps cet événement était prévu. Voici comment s'explique à cet égard M. Patissier, dans son *Manuel des eaux minérales de France* (page 224) : « Les eaux miné-
« rales qu'on y observe (à Montmorency) n'ont
« été connues que dans le siècle dernier ; elles
« obtiendraient sans doute une réputation plus
« étendue que celle dont elles jouissent, si on
« élevait un bâtiment destiné à recevoir ceux
« qui vont prendre les eaux à la source, et
« dans lesquels on pourrait administrer des
« bains et des douches. Cet établissement aurait
« un grand avantage par sa situation au voi-

« sinage de la capitale et dans une des plus
« riantes campagnes. »

Ces vœux d'un homme instruit sont maintenant réalisés; mais c'est surtout d'après les
observations du célèbre professeur Alibert, que
les eaux d'Enghien vont prendre , parmi les
eaux minérales de France, le rang que leur
assigne des propriétés médicales évidentes. Les
qualités personnelles de madame Gauthier dont
le nom est cher à tous les malheureux, ses vertus, ses intentions généreuses, sont des gages
certains de la prospérité de l'établissement thermal. Nous ne doutons pas que M. le préfet du
département et M. le sous-préfet de Pontoise ne
protégent de tout leur pouvoir administratif les
avantages que peut donner aux eaux minérales la réparation des chemins qui y conduisent , et dont la situation présente exige ins-
tamment leur intervention.

TROISIÈME PARTIE.

Analyse chimique.

Nous possédons une excellente analyse des
eaux sulfureuses d'Enghien. M. Fourcroy et

M. Delaporte, mon beau-père, ont surpassé,
dans ce travail, tout ce qui, jusqu'ici, a été
écrit sur les eaux minérales sous le rapport chimique. J'ai donc cru ne devoir seulement, en
suivant leurs observations scientifiques, ne diriger les miennes que vers un but d'utilité médicale. J'ai attentivement examiné l'effet des réactifs sur ces eaux, et j'ai tiré de leur décomposition des conséquences nécessaires à celui qui
doit en prescrire et en régler l'emploi.

On avait pensé que l'eau de la seconde source
était moins chargée que la première de principes sulfureux. La comparaison de l'action des
réactifs sur toutes les deux, m'a donné la certi-
tude qu'elles avaient une analogie parfaite, et
qu'il n'y avait aucun principe dans l'une qui fût
étranger à l'autre; j'ai trouvé la même pesanteur
spécifique, une saveur et une odeur égales; le
thermomètre se maintient dans l'une et dans
l'autre source à un degré semblable. Ce qui avait
donné lieu à la croyance qu'il existait quelque
légère différence entre elles, c'est que la première source, c'est-à-dire la plus ancienne, est
toujours couverte, à sa surface, d'une pellicule
jaunâtre, et qu'après l'avoir entièrement débar-
rassée de cette espèce de cristallisation, elle se
renouvelle dans l'espace d'un jour à l'autre : ce
phénomène n'a point été observé dans les eaux

de la seconde source ; je crois en avoir découvert la raison. Les eaux de la première source
sont plus stagnantes ; elles ne s'écoulent dans
le bassin de la seconde que lorsqu'il y a une
sorte d'épuisement, et que le service des bains
exige un plus grand volume d'eau. On se rap-
pellera que c'est au bassin de cette seconde
sorte que sont adaptés les tuyeaux de la pompe
qui alimente les chaudières et le tuyau de décharge. De cette façon, le mouvement conti-
nuel que l'eau y éprouve, doit empêcher la formation de cette croûte sulfureuse. Cela me
paraît d'autant plus vraisemblable, que le fond
du bassin de cette seconde source est entièrement couvert d'incrustations et de matières
analogues à celles que j'ai reconnues à la surface
de la première. Ainsi, je ne doute pas qu'en
donnant moins de secousses à la masse d'eau,
on ne s'aperçût bientôt de la répétition entière
du phénomène.

Les observations qui vont suivre sont donc
relatives aux deux sources :

1°. Le nitrate d'antimoine a produit sponta-
nément un précipité oranger abondant. J'ai reconnu le kermès minéral, et conséquemment
la présence d'une grande quantité de soufre ;

2°. Dissolution de noix de galles : action
insensible ;

3°. L'eau de chaux a fourni un précipité blanc, annonçant la présence de l'acide carbonique ;

4°. Le nitrate de mercure a donné un précipité blanc abondant. Sur la couche de précipité, il e t paru un liquide très-transparent, dans lequel nageaient des flocons d'un noir jaunâtre. A la même hauteur, j'ai reconnu la formation d'un corps graisseux et épais. Ce phénomène m'a fait penser que j'avais employé une trop grande quantité de nitrate de mercure, et que son action trop violente avait entièrement décomposé tous les principes de l'eau. J'ai opéré avec une très-petite dose de ce réactif ; il a donné un précipité noir, fort abondant, qui a rendu la liqueur entièrement opaque. J'ai recommencé l'épreuve en employant davantage le nitrate de mercure, et le résultat a été semblable à celui de la première opération ;

5°. Potasse caustique ; pécipité blanc, annonçant la présence du sulfate de chaux et de magnésie ;

6°. L'ammoniac ; même résultat que par le réactif précédent ;

7°. Sous carbonate de potasse ; précipité blanc, moins abondant ;

8°. L'acétate de plomb ; précipité noir, extrê-

mement abondant , soit qu'on emploie le réactif en petite ou en grande quantité ;

9°. L'acide sulfurique : action presque insensible ;

10°. Le sirop de violette a verdi ; du reste ,
la mixtion a été parfaite ;

11°. Et enfin , une lame d'argent , après un
court séjour dans la source , a été oxidée pres-
qu'aussitôt : elle a pris la couleur du bronze.

Ces observations , dans lesquelles j'ai apporté
l'attention la plus scrupuleuse, m'ont convaincu
dans l'opinion que peu de sources d'eaux minérales possédaient , avec autant d'abondance que
celles d'Enghien , les principes qui les ont fait
désigner comme propriétés médicales. En effet,
les eaux sulfureuse forment deux classes , que
les analyses chimiques ont rendu parfaitement
distinctes et faciles à reconnaître.

Les unes sont minéralisées par des hiéro-sul-
fures à bases alcalines et terreuses , comme les
eaux de Barrèges , par exemple. Celles-ci doivent être moins odorantes , puisqu'elles ne sont
chargées que d'hydro-sulfures fixés à des bases.

Les autres sont minéralisées par l'hydro-sul-
fure libre, comme celles de Montmorency : aussi,
sont-elles infiniment odorantes.

L'odeur des eaux de Barrèges est sensiblement
exaltée par les acides ; les acides ne m'ont point

paru apporter de changement à celles de Montmorency. Les sources de Barrèges charient donc
le foie de soufre à bases fixes, puisqu'un acide,
en s'emparant de ces bases, laisse échapper l'hydrogène sulfuré. Mais les eaux d'Enghien ne
doivent leurs propriétés qu'à ce gaz même. Ceci
établit, d'une manière positive, l'avantage des
dernières eaux, puisque l'action des substances
minérales y est mieux combiné.

La propriété de paraître douces et savonneuses
au toucher est commune à toutes les eaux sulfureuses. Cette onctuosité est due aux terres argi-
leuses, magnésiennes et calcaires, toujours pré-
sentes et peut-être nécessaires sur les points créa-
teurs de cette substance, dont le dissolvant naturel
est l'hydrogène que lui fournit l'eau qui la traverse.
Ainsi, l'on trouvera dans les eaux de Barrèges
les bases des sulfures; dans celles de Montmorency, elles n'y contribuent que pour peu de
chose, et ne servent qu'à lui donner le toucher
savonneux.

On semble avoir confondu, jusqu'à ce moment, les propriétés médicales de ces deux
sortes d'eaux. Cependant, je crois devoir soumettre ici une question importante aux médecins observateurs qui savent très-bien que rien
n'est à négliger dans l'intérêt de la science et
de l'humanité. Les grandes découvertes sont dues

quelquefois à des lumières incertaines d'abord,
mais qui forment ensuite un foyer considérable,
quand elles ont été augmentées par des réflexions
et des opinions éparses.

Ce n'est donc qu'une conjecture soumise à des
raisonnemens chimiques que j'avance ici.

Si les eaux de Barrèges sont minéralisées par
des sulfures alcalins et terreux, comme l'analyse
l'a démontré, ne serait-il pas possible qu'inno-
centes en bains, leur action ne fût pas la même
en boisson? Car elles sont administrées intérieurement et extérieurement.

Les sulfures à bases fixes sont atteints par les
acides qui s'emparent de leurs bases, et donnent
lieu à des sels qui ne peuvent être sans propriété.
Les eaux minéralisées par le gaz hydrogène sulfuré n'ont pas de décomposition à craindre par
l'action des acides que contiennent certains esto-
macs. L'hydrogène sulfuré libre ne les redoutant
nullement, ne peut conséquemment donner lieu
à aucuns nouveaux sels. Ainsi, par les sulfures
à bases fixes, vont agir les sels que n'apportent
pas les eaux, tandis que par l'hydrogène sulfuré
libre, il n'y a à craindre d'autre action que celle
de l'eau même.

Comme c'est ici une vérité chimique, je de-
manderai si les sels formés dans l'estomac par les
sulfures alcalins, qui se trouvent abondamment

dans les eaux de Barrèges, peuvent ne pas être pernicieux, quand ils ne doivent leur existence qu'à la décomposition du liquide qui les contient? Cette difficulté aurait sans doute besoin, pour être éclaircie, d'une longue discussion ; mais je ne puis lui donner place ici. C'est du moins, dans toute hypothèse, un grand avantage pour les eaux d'Enghien, que leur analyse chimique réponde d'avance en leur faveur; il est du moins certain que, si elles étaient faussement appliquées, ou que, si leur action était nulle, pour la guérison, elles ne pourraient avoir aucun effet pernicieux; il est bien certain que le malade, après les avoir bues, ne conservera pas, dans son estomac, des sels dont les propriétés sont inconnues, et qui, dans tous les cas, doivent être contraires à l'économie générale.

J'ai parlé plus haut des cristallisations qui paraissent à la surface et au fond du bassin de la première source ; elles acquièrent quelquefois une épaisseur de plusieurs lignes. J'ai recueilli une assez grande quantité de cette pellicule; je l'ai dégagée de l'eau de la source, lessivée et filtrée à plusieurs reprises avec de l'eau commune. J'ai fait sécher le résidu qui m'a donné une poudre jaunâtre, légère, douce au toucher et d'un goût insipide. Jetée sur des charbous ardens, elle s'est enflammée et a répandu une odeur égale à celle de la fleur de soufre soumise à la même action. Cette épreuve m'a paru décisive en faveur des eaux d'Enghien, et m'a fait connaître quelle énorme quantité de soufre elles contenaient. J'avais précédemment remarqué que l'eau coulait d'abord dans la baignoire avec sa limpidité naturelle; que, peu à peu, elle prenait une couleur terne, et devenait enfin jaunâtre. J'avais vu que, quelque temps après, elle déposait, au fond de la baignoire, une substance analogue à celle qu'on remarque à la superficie du bassin. Cet effet résulte du dégagement du gaz hydrogène; et, pour en empêcher la trop prompte évaporation, je crois très-nécessaire que les baignoires soient entièrement fermées. J'obtiendrai sans doute cette amélioration importante dans la distribution des bains, et dont les malades doivent tirer les conséquences les plus heureuses.

Je ne puis terminer ces opérations chimiques sans donner mon opinion sur les eaux minérales factices, qu'un préjugé funeste et qu'un enthousiasme pour la science ont long-temps préconisées. Ce point important de la thérapeutique est encore en discussion. Il est difficile de concevoir pourquoi l'homme s'efforce sans cesse de se soustraire aux bienfaits de la nature, pour s'abandonner au résultat toujours conjectural de la science.

Comme tous ceux qui ont émis une opinion contraire aux eaux minérales artificielles, je m'empresse de rendre hommage aux hommes distingués dont les honorables efforts ont étendu le domaine de la philosophie naturelle et des connaissances humaines. Mais il n'est que trop facile de combattre le système, peut être imprudent, qui fait administrer les produits chimiques auxquels on a donné le nom d'eaux minérales factices, comme ces eaux précieuses que la nature a répandu, avec tant de libéralité, sur toute la surface du globe, et principalement dans notre belle France. L'Intelligence suprême, qui préside à l'organisation et au développement des facultés créatrices de l'univers, a voulu sans doute, par une sage combinaison, que les maux dont la nature frappe les êtres sous son influence, fussent guéris par des substances innées dans la nature.

Les eaux minérales sont généralement adoptées comme des moyens de guérison, même dans les maladies qui ont résisté à toutes les applications de l'art médical. Les observations ont déterminé leur emploi, et, en général, leur effet a toujours été salutaire.

La vertu de ces eaux est-elle un phénomène

inhérent à leur nature? Ont-elles à leur origine le mélange des corps métalliques, et par conséquent les bases sulfureuses ou ferrugineuses qu'on y remarque, et qui leur assignent des propriétés d'hygiène? C'est-à-dire ce mélange est-il si ancien dans les entrailles de la terre, si profondément caché dans les secrets de la nature, que leur cours, après s'être éloigné de cette grande cause, s'est pour ainsi dire identifié avec les principes minéraux?

Ou bien est-ce en filtrant accidentellement à travers des masses pyrites, des mines souterraines que ces eaux peuvent se charger des principes qu'on reconnaît dans les corps générateurs?

Il me semble qu'avant de composer des eaux minérales factices, on aurait dû se faire ces deux questions, dont la solution affirmative ne saurait être discutée, et qui rendent bien difficile ou bien hardi le projet de suppléer à la nature.

En effet, n'abordons que la seconde question, qui cependant n'est que subsidiaire. Dans le premier cas, il faudrait s'égarer au sein de recherches d'histoire naturelle qui s'éloignent peut-être trop du but que je me propose dans ce moment.

L'eau qui filtre à travers les masses minérales

et qui se sature à son passage de toutes les substances qui sont des parties essentielles de leur
formation et de leur existence , n'emporte-t-elle
bien que les principes légers ? ne se charge-
t-elle que de ces sels que la chimie analyse et reconnaît sous les noms de sulfate, de carbonate,
de muriate ? Dans ce cas , la mixtion de ces substances minérales aux eaux souterraines ne doit
s'opérer parfaitement qu'après un cours fixé par
la nature. Pour imiter cette eau , l'homme a-t-il
découvert la quantité première du liquide et la
quantité réelle des corps métalliques sur lesquels elle se repose et acquiert les propriétés
que nous lui connaissons ? On me répondra
de suite que, si sur une mesure donnée d'eau
minérale , on découvre telle quantité de matières hétérogènes qu'on sépare par des combinai-
sons réactives, une égale quantité de ces matières mêlées au volume d'eau qui les a fournies
doit donner le même résultat. Ce raisonnement
spécieux me paraît facile à détruire.

En premier lieu, la chimie ne peut découvrir
si les qualités de l'eau sont égales à la quantité,
c'est-à-dire si ce n'est pas de ce volume général
de liquide que naissent les propriétés qu'il acquiert en filtrant ou en stagnant sur les masses
minérales , dont les parties réunies doivent
avoir un degré de force qu'il est impossible de

ne pas reconnaître. Le temps que l'eau met à acquérir ses propriétés sulfureuses, ferrugineuses ou thermales, n'est-il pas aussi pour beaucoup dans le résultat? L'eau ne fait-elle que filtrer? ou fait-elle un long séjour? Si elle filtre seulement, les substances dont elle se charge se dégagent sans doute dans un long cours d'autres matières, qui échappent à l'analyse, et que les chimistes sont cependant forcés de reconnaître, en indiquant leur présence sous des quantités inappréciables, et c'est peut-être de ces substances inanalytiques que les eaux tirent leurs vertus. Si elles font un long séjour sur les points générateurs, n'est-ce pas pendant cette stagnation qu'elles acquièrent leurs propriétés, qu'elles se saturent lentement des principes qu'on peut analyser, et de ces quantités inappréciables de matières inconnues. L'homme peut-il imiter en un instant, ce que la nature a peut-être mis plusieurs siècles à composer.

En second lieu, et lors même que l'on découvrirait tous les phénomènes qui président à la formation des eaux minérales, ce serait une raison de plus pour qu'une synthèse parfaite fût encore plus impossible. Il est bien certain que la nature ne procède pas comme les hommes. Elle a des moyens d'action cachés pour jamais à nos regards. Elle ne permet pas que, dans

3*

notre faiblesse, nous soulevions le voile mysté-
rieux qui couvre les principes de la création.
Comme la morale est la raison même, ses idées
ne sont point inutiles quand il s'agit de recher-
cher les causes les plus physiques, et qui sont
en apparence les plus faciles à soumettre aux
moyens de l'humanité.

____

*Propriétés médicales des eaux d'Enghien, et
Observations sur leurs effets.*

Il paraît que l'usage des eaux minérales n'é-
tait point étranger aux anciens ; mais on ne peut
aujourd'hui fixer l'époque de leur découverte, ni
savoir comment on reconnut leurs propriétés
hygiéniques. Le hasard a présidé à l'établissement des connaissances humaines. Depuis le
grand Newton, jusqu'au pâtre stupide qui, en
poursuivant une chèvre égarée, trouve une mine
qui devient pour son pays une source de pros-
pérités, c'est à des phénomènes, peu importans
d'abord, que le monde doit cet immense fais-
ceau de lumières et de découvertes qui ont,
pour ainsi dire, doublé la nature de l'homme.
Cependant Hippocrate, le patriarche de la médecine, a connu et ordonné les eaux minérales.
A cette époque, où la physique et la chimie

n'avaient pas même un nom dans la langue des nations les plus éclairées du monde, on ne pouvait connaître ni analyser les principes minéralisateurs des eaux dont nous décrivons aujourd'hui toutes les parties, les causes et les effets, de même qu'on attribuait toute la force vivifiante et génératrice de la terre à quatre élémens; on ne connaissait aussi que les métaux principaux, et l'on ignorait que chaque corps métallique était générateur d'une autre substance non moins précieuse et non moins utile.

Les Romains faisaient un usage fréquent des eaux minérales : on trouve encore, dans plusieurs parties de la France, et principalement dans le Midi, les restes de leurs établissemens thermaux. Le bain était plutôt chez les anciens un moyen préservatif qu'un spécifique curatif. Cependant Pline, l'homme le plus savant de cette époque, avait reconnu des propriétés médicales aux eaux sulfureuses. Il en avait même deviné les principes et observé les phénomènes. Les chrétiens, attribuant les effets de ces eaux à des superstitions du paganisme, qui avait mis chaque source sous la protection d'une divinité particulière, s'abstinrent de leur usage. A cette époque, les ténèbres de l'ignorance et de l'erreur se répandirent sur le monde. Ce n'est qu'après les croisades que les nations semblèrent sortir de leur engourdissement. Les chrétiens avaient puisé parm· es Arabes les connaissances que leurs pères avaient proscrites. La médecine redevint un art, quoiqu'il fût encore souillé des absurdités astrologiques, accréditées dans ces siècles d'erreurs et de préjugés.

Mais, vers la fin du dix-septième siècle, l'autorité d'hommes éclairés et d'une vaste réputation rendit aux eaux minérales un rang important dans la thérapeutique. Depuis ce temps, les progrès de la science chimique sont toujours allés en augmentant; le gouvernement s'intéressa à ses découvertes, et un grand nombre de médecins publièrent des mémoires analytiques sur la plus grande partie des sources minérales de France.

J'ai dit, au commencement de cet écrit, que personne, avant le P. Cotte, n'avait parlé des eaux d'Enghien (1). Depuis un temps immémorial, cependant, les habitans appelèrent *ruisseau puant* le cours de la source minérale. Ce vénérable pasteur fut donc effectivement le premier qui reconnut et décrivit sa situation véritable, et qui publia des observations chimiques dont il tira des conséquences pour les propriétés médicales.

Pendant vingt-cinq ans, plusieurs médecins

______

(1) Voyez à la fin du Mémoire la note qui a rapport à ce savant.

distingués, et entre autres, M. Delaporte, eurent l'occasion de les ordonner à plusieurs personnes; ils en tirèrent tous les résultats les plus heureux et les plus satisfaisans. Mais leurs observations n'ayant point été écrites ni publiées, excepté les malades qni avaient joui de leur salutaire avantage, personne ne put en profiter. C'est seulement depuis 1788, que M. Delaporte ordonna fréquemment les eaux d'Enghien. Parmi les faits les plus remarquables que j'ai recueillis de sa longue pratique, je citerai le suivant : il fit prendre des bains et des douches de cette eau à M. Hyde-Park, officier supérieur de l'artillerie et du génie militaire, anglais. Cet étranger avait perdu l'usage d'une jambe, à la suite d'un coup de feu reçu à la bataille de Savauah; peu de temps après, il fut entièrement rétabli. M. Hyde-Park conçut une haute opinion des eaux d'Enghien. Anglais et instruit, par conséquent observateur, ces eaux devinrent l'objet de son attention et de ses recherches. M. Delaporte parcourut avec lui tous les environs de la source, et surtout les montagnes qui sont au nord de l'étang. Cet officier prononça fortement son opinion qu'il existait dans cette direction une mine de charbon de terre traversée par les eaux. Des circonstances politiques rappelèrent M. Hyde-Park dans sa patrie. Il partit avec regret, et en

emportant la résolution de revenir explorer les
environs de la source, et recueillir sur le fait qu'il
présumait des données plus certaines. La révolution qui éclata peu après, lui empêcha, sans doute
de venir pousser plus loin ses observations.

Depuis ce temps, plusieurs médecins de la
capitale ont pu les ordonner, et en tirer des effets
avantageux. M. le professeur Alibert a consigné
dans son précieux ouvrage *des Elémens théra-*
peutiques, une obse-vation qu'il a pu suivre
lui-même. Il atteste qu'une dame, atteinte d'une
dartre pustuleuse couperose, avait été radicalement guérie par l'emploi de ces eaux salutaires.

Les maladies, dans lesquelles leur emploi est
favorable, sont extrêmement nombreuses. L'expérience m'a appris qu'on pouvait également les
appliquer dans plusieurs affections morbifiques,
auxquelles jusqu'à présent on a cru leur action
étrangère. On sait que le soufre tient le premier
rang parmi les remèdes des maladies de la peau.
Aussi, comme l'a encore observé le docteur Alibert, on voit rarement le système dermoïde affecté
chez les plâtriers, les vidangeurs, et ceux que leur
profession force à vivre dans un air chargé d'exhalaisons sulfureuses. Si ce médicament a une action si énergique sur ce système, le médecin
physiologiste doit reconnaître dans combien de
cas les eaux d'Enghien ont des propriétés effi-

caces : car, les irrégularités et les exhalaisons cutanées donnent lieu à des maladies plus ou moins graves, soit aiguës, soit chroniques.

Beaucoup de médecins vont jusqu'à soutenir que toutes les affections morbifiques dérivent des maladies de la peau : cette opinion, vraie en elle-même, ne détruit pas cependant celle généralement reçue, que les lésions des divers organes digestifs, et surtout du foie, donnent lieu aux mêmes effets.

Les eaux sulfureuses d'Enghien s'administrent intérieurement et en bains; elles conviennent en général dans toutes les maladies chroniques internes et externes. On les applique avec avantage dans les maladies de la peau, les paralysies, les engorgemens des glandes, les maladies scrophuleuses, les obstructions des viscères abdominaux, l'hypocondrie, les maladies nerveuses, la dyseptie, les rhumatismes articulaires et goutteux, la consomption dorsale, les aukiloses, les affections catarrhales de la poitrine, de la vessie et de l'urètre, dans certaines maladies de poitrine, les dyssenteries chroniques, les pâles couleurs, la suppression des règles; en général, dans toutes les maladies asthéniques.

Par le même motif, ces eaux sont tout-à-fait contraires dans les maladies où il y a excès de ton; elles ne conviennent point, et souvent

(42)

même sont nuisibles dans toutes les maladies inflammatoires et dans les pléthores sanguines et bilieuses. Rien n'est si commun que de voir un crachement de sang, un flux hémoroïdal et des vomissemens survenir aux personnes à qui elles ne conviennent pas. Il m'est arrivé plusieurs fois d'en pronostiquer les effets désavantageux.

L'action de ces eaux, prises intérieurement ou extérieurement, est de déterminer des démangeaisons, des rougeurs, des éruptions qui ne tardent pas à disparaître, et sont souvent des signes pathognomoniques d'un changement avantageux.

Je pourrais citer des exemples de guérisons opérées par les eaux d'Enghien, dans toutes les maladies dont j'ai parlé; mais je me bornerai à faire connaître les personnes dont j'ai dirigé le traitement et dont je puis dire les noms.

Première observation.

Le sieur Brador, âgé de 49 ans, voiturier public de Montmorency à Paris, d'un tempérament sanguin et athlétique, n'avait jamais éprouvé d'autres maladies que les fièvres intermittentes. Le 9 juin 1821, je fus appelé près de lui, je le trouvai au lit : tout le côté droit était paralysé, les yeux étaient rouges, la face injectée, peu de mouvement dans la cuisse, aucun dans le bras; le pouls était dur, plein; la bouche fortement tirée du côté gauche; le malade ne pouvait prononcer un mot. Son embonpoint et l'état du pouls me décidèrent à employer des moyens vigoureux; mais au bout d'un mois, malgré tous les secours de l'art, je n'aperçus aucun changement. Je conseillai alors les eaux d'Enghien. Le 10 juillet, il fut transporté à l'établissement; il but un verre d'eau de la source en entrant et en sortant de la baignoire. Trois bains laissèrent apercevoir un mieux sensible : le bras reprit du mouvement, la cuisse un peu de force, la bouche parut moins tirée à gauche; bientôt je remarquai des rougeurs sur le corps, et j'en augurai favorablement. Le mieux augmenta à chaque bain, et au dixième, le sieur Brador, dont on avait cru la maladie incurable, fut radicalement guéri et reprit ses travaux.

Deuxième observation.

Madame Rose, âgée de 63 ans, demeurant à Saint-Gratien, d'un tempérament bilieux, a joui, jusqu'en 1820, d'une assez bonne santé. Au mois de janvier de la même année, elle avait une écorchure à l'indicateur de la main droite; elle fut appelée pour un accouchement; quinze ou dix-huit jours après, le mal de doigt n'avait point diminué, malgré beaucoup de soins; bientôt une ulcération dans la bouche se développa, les parties génitales se couvrirent d'excroissances , et des taches cuivrées parurent aux cuisses. Comme j'étais certain de sa moralité , je lui déclarai qu'elle avait contracté le virus syphilitique en accouchant une personne qui en était atteinte. Le traitement dura six semaines et la guérison parut parfaite. Deux mois après , un catarrhe aigu pulmonaire se déclara et fit craindre pour ses jours. Cependant , les accidens de la poitrine diminuèrent, l'expectoration se faisait quelquefois faiblement ; et lorsqu'elle n'avait pas lieu , l'étouffement augmentait , la digestion se faisait mal; la malade souffrait beaucoup ; des exostoses étaient survenues au tibia , et lui empêchaient de se livrer à aucun exercice ; elle ressentait des douleurs nocturnes. Je la fis transporter à la source , et j'ordonnai le bain à la température de 29 degrés, de deux jours l'un , et un verre d'eau à l'entrée et à la sortie. Dès le quatrième bain , il y eut diminution de douleurs ; des rougeurs parurent sur la surface du corps ; l'expectoration fut plus libre, les forces revinrent avec l'appétit, que jusqu'alors la malade n'avait pas éprouvé. Au huitième bain , elle put venir sans secours de Saint-Gratien à la source , et fut , quelque temps après, parfaitement guérie.

Troisième observation.

Le sieur Leguiller, vigneron à Deuil, âgé de cinquante-quatre ans, d'un tempérament sanguin, fut frappé d'une paralysie sur tout le côté droit du corps, au mois d'octobre 1819. La bouche était fortement tirée à gauche, aucune espèce de mouvement dans le bras et dans la cuisse. J'employai inutilement pendant deux mois toutes les ressources de la médecine et de la chirurgie. Alors, je conseillai les eaux d'Enghien : cela ne fut pas exécuté sans peine ; on était obligé d'aller chercher l'eau dans un tonneau. Dès le troisième bain, ce malade put marcher avec des béquilles. Je suis convaincu que la continuation de ce traitement eût produit une guérison parfaite. Le sieur Leguiller n'a pas cru devoir s'exposer à la dépense qu'il occasionerait.

Quatrième observation.

Madame de Selle, âgée de soixante-onze ans, demeurant à Paris, d'un tempérament sanguin et nerveux au dernier degré, a été toujours sujette à des amenhorées, qui se terminaient souvent par des pertes effrayantes. En 1812, elle éprouva un retard qui amena des accidens au foie et une jaunisse. Un traitement bien ordonné produisit peu à peu de l'amélioration dans son état. Au mois de mars 1821, elle fut atteinte d'un catarrhe pulmonaire, qui nécessita des remèdes actifs. La maladie prit un caractère si grave, que les gens de l'art et les parens de cette dame désespérèrent de sa vie. Elle était dans cet état quand je la vis, pour la première fois, à Groslay. La face était pâle, hypocratique, l'estomac ne pouvant supporter même un bouillon; la malade jetait de hauts cris, au plus léger mouvement, et se trouvait mal à chaque instant; les pieds et les mains étaient enflés; le gonflement était surtout sensible au périoste des os du métacarpe : le sommeil était impossible. Dans une situation aussi désespérante, et comme l'estomac se refusait à toute espèce de médicamens, je me bornai à prescrire le vin de Kina, à la dose d'une once prise par portions égales, le matin et à midi. Ne voyant, après six semaines, aucun changement s'opérer, j'ordonnai les eaux d'Enghien à l'intérieur et en bains. La malade consentit avec peine, à cause de ses souffrances, à se soumettre à ce traitement. Le 28 juillet, on la transporta en litière à la source bienfaisante; je l'accompagnai : elle s'évanouit plusieurs fois en route.

Le premier jour, je lui fis prendre quatre cuillerées d'eau avant de la mettre au bain, dont je fis modifier la chaleur à 16 degrés, thermomètre de Réaumur : elle ne put y demeurer

que pendant une demi-heure. Le surlendemain ,
car , je ne crus pas devoir la soumettre tous les
jours à ce médicament, elle put prendre un
demi-verre d'eau, et j'augmentai graduellement
la dose : elle supporta ce second bain pendant
45 minutes ; et dès le troisième, une amélioration sensible s'opéra. L'estomac digéra , les douleurs diminuèrent, et le sommeil reparut. Bientôt la malade , qui ne faisait aucun mouvement
qui ne lui arrachât des cris, put prendre de
l'exercice dans la chambre et le jardin. J'employai
quelques minoratifs contre l'échauffement que
lui causaient les eaux : elle reprit ses forces comme
par le passé ; et au douzième bain , madame de
Selle avait recouvré la santé. Les personnes at-
tachées à l'établissement, qui l'avaient vue dès
le premier bain, ne pouvaient la reconnaître, et
furent surprises, comme moi, d'une cure aussi
inespérée.

Cinquième observation.

Madame Monneau, de Moulignon , âgée de
trente-trois ans, d'un tempérament sanguin, et
d'une forte constitution, fut, en 1819, atteinte
d'un rhumatisme articulaire, qui n'avait pu être
guéri au mois d'octobre 1821 , où je la vis pour
la première fois. Cette femme éprouvait des douleurs dans toutes les articulations, et ne pouvait

marcher sans souffrir beaucoup. Elle avait peu de sommeil, et paraissait considérablement fatiguée. J'ordonnai les eaux d'Enghien à l'extérieur. Au neuvième bain, elle put venir à pied à l'établissement, où on la transportait auparavant. Sa guérison est parfaite.

Sixième observation.

M. P...., de Saint-Denis, âgé de trente-six ans, d'un tempérament lymphatico-sanguin, était, depuis deux ans, travaillé d'une sciatique à la cuisse droite, qui le faisait cruellement souffrir. Au mois d'août 1821, il vint chercher sa guérison à l'établissement; au quatorzième bain, il n'éprouvait plus aucune espèce de douleur.

Septième observation.

Le sieur Villain, de Montmorency, maçon, âgé de cinquante-quatre ans, d'un tempérament bilieux, était, depuis deux ans, atteint d'une dartre squammeuse sur les cuisses, et principalement sur le scrotum. Il me consulta, en 1820, pour cette maladie : à cette époque, il travaillait à l'établissement. Je lui conseillai de boire de l'eau de la source le plus qu'il pourrait. Trois mois après, il était parfaitement guéri.

Huitième observation.

En 1819, le nommé Dehaix, garde champêtre,

à Épinay , âgé de 54 ans, d'un tempérament bilieux et sanguin, avait une dartre furfuracée qui lui couvrait toute la face. L'usage des eaux d'Enghien, long-temps continué, l'a guéri radicalement.

Neuvième observation.

M. D.... de Montmorency, âgé de vingt-sept ans , fit, en 1819, une chute de cheval sur le poignet de la main droite. L'articulation radiau-carpienne fut fortement maltraitée. Les ligamens latéraux internes et externes paraissaient avoir le plus souffert. Je fus appelé le second jour après l'accident. Des symptômes inflammatoires s'étaient déclarés. Je prescrivis les sangsues et des émoliens légèrement résolutifs : l'inflammation diminua sensiblement , sans que les douleurs disparussent. Trois semaines après, comme l'état de souffrances était toujours le même, je conseillai de baigner dans l'eau d'Enghien la partie malade. Un mieux apparent fut éprouvé de jour en jour, et, au septième bain, la guérison était parfaite.

Je ne crois pas devoir transcrire ici toutes les observations que j'ai faites. Celles qu'on vient de lire suffisent, sans doute, pour convaincre même les esprits les moins prévenus en faveur des eaux sulfureuses d'Enghien. Il me reste à

parler substantiellement des douches ascendantes et descendantes , et de l'hygiène du
buveur et du baigneur.

La douche est utile dans beaucoup de maladies; elle consiste à diriger, d'une certaine hauteur, une colonne d'eau sur la partie du corps
qui a été jugée par le médecin, susceptible d'en
supporter l'effet. La douche est ascendante ou
descendante. Le premier procédé s'applique au
vagin, au rectum, au périnée. Cette douche
peut se prendre plusieurs fois par jour , mais
principalement à la sortie du bain : c'est au médecin à en régler la durée et l'emploi. Le second
procédé s'applique également à toutes les parties
du corps , soit qu'on le dirige horizontalement
ou perpendiculairement. Le malade s'assied
dans un fauteuil préparé pour le traitement : il
est important qu'il conserve la plus grande im-
mobilité pendant qu'il est soumis à la douche ,
afin qu'il ne la reçoive que sur la partie désignée.

La durée des douches dépend , en général ,
de la nature de la maladie , de la partie où elle
a plus d'intensité , du tempérament du malade.
C'est dans les maladies chroniques que la douche
a des propriétés efficaces. On doit la suspendre
dans tous les cas où il y a hémorragie. Son
action pourrait alors produire des effets dangereux. Il existe des précautions avant et après la

douche, dont le médecin doit avertir le malade. La plus importante, c'est de ne l'administrer qu'au quatrième ou cinquième bain, lorsque le corps a reçu déjà quelque impression de l'usage des eaux et qu'il a acquis plus de souplesse.

Les eaux minérales, comme l'ont dit plusieurs auteurs, ne sont point une panacée. Il est beaucoup de cas où elles peuvent être dangereuses, de même que leur usage immodéré peut nuire à leur effet ordinaire. Une règle médicale et analogue doit suivre, précéder et accompagner le traitement qu'on opère par elles. Les observations que j'ai faites sur les eaux d'Enghien, m'ont convaincu que leur effet, étant, en général, plus prompt et plus actif que celui des autres eaux minérales, l'hygiène de ceux qui les prennent à l'intérieur ou à l'extérieur, est devenu l'objet de tous mes soins et de toutes mes réflexions. Le régime varie d'abord suivant la maladie, l'époque depuis laquelle on l'éprouve, ses signes apparens, son degré d'intensité; en second lieu, suivant l'âge, le sexe et le caractère des malades. Deux personnes qui, pour la même maladie, feraient usage des eaux d'Enghien, ne devraient pas toujours suivre le même régime. Les alimens végétaux m'ont paru, en général, préférables, excepté dans quelques maladies où l'estomac a besoin de sucs nourriciers et animaux.

Il en est de même de la durée des bains, qui doit être fixée par le médecin à l'inspection des signes pathognomoniques de la maladie. Dans certains cas, les bains sont nécessaires avant de prendre l'eau intérieurement; dans d'autres cas, il faut boire, pendant plusieurs jours, avant de se baigner; il en est enfin où le bain doit agir seul, comme il en est où l'eau minérale ne se doit prendre qu'à l'intérieur. On voit que ce traitement médical n'est point aussi simple qu'il le paraît. Plusieurs personnes à qui leur médecin a ordonné les eaux, ne font aucun cas de ces moyens d'hygiène qui toujours hâtent la guérison, et agissent ainsi avec une imprudence dont elles rejettent ensuite l'effet sur les eaux mêmes. Il faut donc que le médecin, attaché à l'établissement, dirige les malades, et qu'il ait assez d'autorité pour faire exécuter ce qu'il a jugé nécessaire. Un médecin doit considérer les temps, les lieux, les sexes, les âges, les tempéramens, les joies, les chagrins de chaque état, de chaque condition, pour ordonner un régime convenable. Il y a une différence pour le traitement à prescrire au riche, au pauvre, à l'habitant des villes, à celui des campagnes. Les maladies peuvent provenir de l'air qu'on respire, des plaisirs qu'on goûte, des passions qu'on éprouve, des alimens dont on a l'habitude.

Il serait peut-être étranger au sujet que j'ai traité, d'analyser toutes ces circonstances particulières, et de décrire le régime qu'il convient de suivre dans chacune d'elles. Je n'ai point ici l'orgueil d'établir des théories utiles aux autres praticiens : c'est aux Hallé, aux Alibert, aux Richerand, qu'il appartient de dicter des préceptes généraux, qu'on doit s'empresser de reconnaître et d'adopter.

CONCLUSION.

Tel est le résultat des premières observations faites sur des eaux minérales dont l'usage est encore récent. Je me suis abstenu d'entrer dans des détails qui m'ont paru tenir plutôt à l'administration particulière de l'établissement qu'à sa topographie médicale. Je ne puis, dans un résumé rapide, parler de toutes les maladies auxquelles les eaux d'Enghien sont propices : j'attends qu'une plus longue expérience ait ajouté aux observations que j'ai déjà faites. Quand on connaîtra bien les propriétés médicales, efficaces et constantes de ces sources sulfureuses, on s'étonnera que plusieurs personnes aillent encore chercher, bien loin de la capitale, une guérison dont la nature a mis les moyens sous leurs pas. A cette raison importante se joint aussi un motif qu'on n'est pas fâché de trouver, même dans les instans où la maladie exerce sur nous ses rigueurs les plus douloureuses. Je veux parler des sites enchanteurs de la vallée de Montmorency, de ses promenades, de ses vues pittores-

ques. La proximité de la capitale doit décider
une foule de malades, qu'un voyage de long
cours pourrait faire hésiter.

Déjà la renommée s'est chargée de publier
les bienfaits des eaux d'Enghien. Un personnage
auguste que le respect nous empêche de nom-
mer, et que l'amour des Français a deviné, a
trouvé utile à sa précieuse santé l'usage de ces
eaux salutaires. Des maréchaux de France, des
généraux distingués, braves qui ont dissipé leur
sang et leur santé pour notre glorieuse patrie,
sont venus rétablir, aux sources minérales
d'Enghien, leurs forces épuisées dans les com-
bats. Tant de preuves non équivoques de l'effi-
cacité de ces eaux, sont plus que suffisantes,
sans doute. On ne pourra pas objecter ici que ces
observations et ces citations soient des moyens
employés ordinairement par tous ceux qui s'ef-
forcent de donner de la réputation à des sources
dont l'inspection leur est confiée. Tout le monde
peut facilement s'assurer de ce que j'ai avancé :
Paris est assez près de l'établissement, les personnes que j'ai désignées sont assez connues
pour qu'on puisse acquérir, à cet égard, en peu
de temps, des renseignemens positifs.

Les eaux minérales d'Enghien sont surtout
excellentes pour les maladies du genre nerveux :
tous ceux qui en ont fait usage ont éprouvé

combien elles donnaient de forces ; elles exer-
cent même une telle influence sur les organes
digestifs , que j'ai été quelquefois obligé de la
modérer dans certains sujets.

La phthisie est une maladie dont, jusqu'à présent, la médecine n'a pu entièrement arrêter
les effets destructeurs : les eaux d'Enghien ont
opéré, dans ce cas, des cures merveilleuses :
tout Paris a entendu parler d'une actrice charmante, qui, eu proie à une phthisie tubercu-
leuse, lymphatique, devait être ravie, jeune
encore, à l'art qu'elle professe. Elle ne pouvait
prendre de nourriture qu'au sein d'une femme ;
une catastrophe prochaine se faisait pressentir :
les eaux d'Enghien l'ont entièrement rétablie.
Je cite ce fait, parce que tout le monde peut se
convaincre de son exactitude.

L'établissement thermal prend tous les jours
un accroissement important, et rendu nécessaire par l'affluence des malades qui vienuent y
chercher la santé. Mais la conservation de cette
précieuse source exige impérieusement qu'on
l'isole le plus possible des eaux de l'étang, ce
qu'il serait facile au gouvernement d'effectuer,
en faisant reculer la chaussée, sauf l'indemnité
à accorder au propriétaire. La crue subite de
ces eaux peut occasioner des dégradations et
des atterrissemens considérables, et l'intérêt de

la société doit imposer silence à l'intérêt particulier qui reculerait devant des mesures de pré-
caution.

Tout fait donc espérer que les médecins ins-
truits de la capitale donneront aux eaux d'Enghien la supériorité que leur assignent des propriétés salutaires dans une foule de maladies.
Je ne donne point cet aperçu comme un travail
définitif : ce n'est qu'une faible preuve de mon
zèle et de mes soins, et je l'offre comme un
gage de ce que j'espère faire dans l'avenir, pour
les eaux minérales sulfureuses d'Enghien, et
pour les personnes qui continueront à m'hono-
rer de leur confiance.

Nota. Il a souvent été question du P. Cotte, dans le
cours de ce Mémoire. Ce savant, dont Montmorency conserve tant de souvenirs, est mort malheureux et persécuté. Nons ne pensons pas devoir en donner ici les raisons.
Il nous suffit de dire que ce vénérable pasteur, après avoir
subi les conséquences de la révolution, et obéi aux lois sévères de ces temps malheureux, fut rejeté par l'église,
et privé des derniers secours spirituels. C'est à lui qu'on
doit la découverte des sources d'Eaux sulfureuses, dont la
médecine va tirer de si précieux avantages. C'est à la raison et à la philosophie qu'il appartient de venger sa mémoire : je propose de lui faire élever à l'établissement un
monument simple et modeste, à l'érection duquel doivent
concourir les personnes qui viendront y chercher la santé.

FIN.

Noᴛᴀ. Il a souvent été question du P. Cotte, dans le cours de ce Mémoire. Ce savant, dont Montmorency conserve tant de souvenirs, est mort malheureux et persécuté. Nons ne pensons pas devoir en donner ici les raisons. Il nous suffit de dire que ce vénérable pasteur, après avoir subi les conséquences de la révolution, et obéi aux lois sévères de ces temps malheureux, fut rejeté par l'église, et privé des derniers secours spirituels. C'est à lui qu'on doit la découverte des sources d'Eaux sulfureuses, dont la médecine va tirer de si précieux avantages. C'est à la raison et à la philosophie qu'il appartient de venger sa mémoire : je propose de lui faire élever à l'établissement un monument simple et modeste, à l'érection duquel doivent concourir les personnes qui viendront y chercher la santé.

FIN.

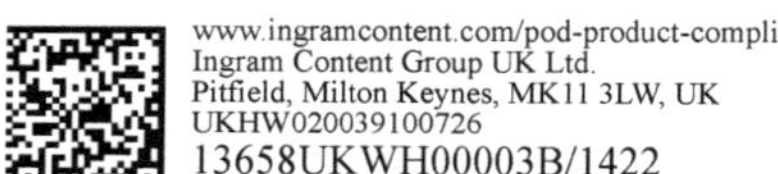
www.ingramcontent.com/pod-product-compliance
Ingram Content Group UK Ltd.
Pitfield, Milton Keynes, MK11 3LW, UK
UKHW020039100726
13658UKWH00003B/1422